AF246198

PUBLICATIONS DU JOURNAL DES SCIENCES MÉDICALES DE LILLE

NOTE SUR LA RUMINATION CHEZ L'HOMME

ET SPÉCIALEMENT CHEZ LES ALIÉNÉS.

UN CAS DE CRÉTINISME SPORADIQUE

COMPLIQUÉ DE NANISME ET D'ABSENCE DU CORPS THYROÏDE

Par le Dr J.-B. BOUCHAUD.

LILLE,
IMPRIMERIE L. DANEL.

1883.

NOTE

LA RUMINATION CHEZ L'HOMME

ET SPÉCIALEMENT CHEZ LES ALIÉNÉS [1],

Par le Dr J.-B. BOUCHAUD.

La rumination est un acte qui consiste à mâcher une seconde fois, pour les déglutir de nouveau, les aliments ramenés dans la bouche après une première déglutition.

Commune à certains animaux, que l'on désigne sous le nom de ruminants et qui forment un ordre de la classe des mammifères, elle est chez l'homme un phénomène anormal que l'on observe quelquefois, mais que l'on considère comme absolument rare.

Les nombre des observations de cette nature prises chez l'homme est en effet peu considérable. On trouve seulement quelques faits épars, mais peu de travaux d'ensemble et nos auteurs classiques, par suite de cette pénurie de documents

---

(1) Communication faite à la Société des Sciences médicales de Lille, séance du 16 mai 1883.

sans doute, négligent de parler ou font à peine mention de cette étrange affection.

Ainsi dans le Dictionnaire encyclopédique (1), où toutes les questions sont traitées longuement, on se borne à signaler une observation de Percy et on se contente d'ajouter: c'est le symptôme d'affections gastriques diverses, liées peut-être à l'insuffisance des sucs digestifs. La pepsine, la diastase pourraient être essayées.

Par exception, nous pouvons citer cependant un article très important qui lui est consacré dans le Dictionnaire de médecine et de chirurgie pratiques. Il est dû à M. R. Blanchard qui est lui-même atteint de cette infirmité. (2)

Suivant cet auteur, le nombre de cas connus de rumination chez l'homme. — en le comptant lui-même — est de 36 seulement. Ce chiffre, qui paraît être l'expression de la vérité, ne donne pas selon nous une idée de la fréquence de cette affection ; elle nous paraît être infiniment plus commune, chez les aliénés au moins, puisque dans le seul asile de Lommelet on peut compter 14 ruminants sur 571 malades.

Il nous a donc semblé qu'il y avait quelque utilité à faire connaître cette fréquence exceptionnelle et inattendue, et qu'une note sur ce sujet serait d'autant plus intéressante que la rumination ne paraît pas avoir été signalée chez les aliénés.

Avant de citer les faits soumis à notre observation, que nous rapporterons aussi brièvement que possible et que nous ferons suivre de quelques réflexions, il ne sera pas inutile de jeter un coup d'œil sur ce qui caractérise les animaux qui ruminent.

La rumination chez ces animaux est en rapport avec des dispositions spéciales du tube digestif. L'estomac dans ce cas n'est point simple, comme il l'est d'ordinaire, il se compose de

---

(1) *Dict. enc. des Sc. méd.*, t. VII, 2ᵉ série, art. MERYCISME

(2) *Dict. de Méd. et Chir. prat.*. t. XXXII, art. RUMINATION.

quatre cavités qui sont : 1° la panse ou rumen, 2° le bonnet, 3° le feuillet et 4° la caillette. L'œsophage de son côté présente, au niveau de ces cavités, une fente longitudinale, il prend en quelque sorte la forme d'une gouttière qui s'étend depuis la panse jusqu'à la caillette, où il se termine. C'est par cette fente qu'il communique avec les premières poches.

Cela étant, comme les aliments que prend l'animal sont déglutis sans avoir été suffisamment machés et convenablement broyés, et qu'ils constituent, sous cette forme grossière des bols volumineux, capables de dilater l'œsophage et d'écarter les bords de la gouttière, ils pénètrent directement dans les deux premières cavités, la panse surtout. Là ils s'imprégnent de liquides secrétés par les parois de ces deux cavités et de salive qui arrive en abondance, fournie principalement par les parotides. Ils sont ramenés ensuite dans la bouche et soumis à une mastication plus complète; dès lors étant finement divisés, ils peuvent par une nouvelle déglutition, formant des masses peu consistantes, arriver jusque dans les dernières cavités, dans la caillette plus particulièrement.

Ils subissent alors une digestion plus parfaite et ils passent enfin dans l'intestin.

Les ruminants diffèrent ainsi notablement, au point de vue anatomique et au point de vue physiologique, des autres espèces animales et de l'homme par conséquent.

Veut-on savoir d'après les idées transformistes quelle a été l'origine de ces particularités anatomiques et physiologiques, comment il s'est fait que l'estomac primitivement uniloculaire, comme celui des autres animaux, est devenu plus tard quadriloculaire ?

Rien n'est plus simple. Ecoutons M. R. Blanchard. Il nous explique ainsi le mécanisme de ces modifications étranges propres à certains animaux seulement. (1)

« La paléontologie nous enseigne que, à l'époque tertiaire,

---

(1) Loco cit.

lés pachydermes étaient nombreux à la surface de la terre : vers cette époque, on voit les ruminants apparaître et se séparer nettement des pachydermes, comme une branche se sépare du tronc qui lui a donné naissance. Dès les premiers âges de leur différenciation, les ruminants ressemblaient beaucoup aux pachydermes, mais leurs caractères propres ont été toujours en s'accentuant de plus en plus et, en ce qui nous touche plus particulièrement, leur estomac, primitivement uniloculaire, tendait évidemment à devenir pluriloculaire. Cette transformation, lente et insensible, a pu, à un certain moment, devenir plus active, sous l'influence de conditions nouvelles.

» En effet, dans le miocène supérieur, on voit apparaître les premiers carnassiers et peut-être même l'homme. Les ruminants se trouvent alors en face d'ennemis terribles : aussi 'instinct de la conservation dut-il obliger bientôt ces êtres pacifiques à se grouper en troupeaux dans un but de défense commune, mais il laissa subsister l'instinct individuel qui fait d'un troupeau une masse essentiellement mobile et dévorante. Dès lors ils durent dévorer vite, c'est-à-dire mastiquer incomplètement, d'où la nécessité d'emmagasiner les aliments qu'il n'avaient pas eu le temps de mastiquer et qui ne pouvaient être digérés immédiatement. Or cette mastication incomplète et cet emmagasinement hâtif sont absolument incompatibles avec un estomac uniloculaire et une nourriture exclusivement herbacée et fibreuse, d'une digestion toujours longue et difficile. On peut donc affirmer que les cerfs et les antilopes du miocène supérieur (les bœufs ne se montreront qu'à l'époque pliocène) étaient déjà pourvus d'un estomac multiloculaire et qu'ils étaient probablement aussi doués de la faculté de ruminer. On peut supposer en outre que le perfectionnement organique de ces animaux fut en partie dû aux progrès de leur instinct de sociabilité, stimulé par les exigences de la lutte pour l'existence, car, à mesure qu'elle se groupait et se multipliait dans un espace donné, l'espèce dut nécessairement devenir plus mobile. Les membres s'allongèrent et devinrent propres à la course, en même temps que l'estomac se disposait pour emmagasiner une quantité plus considérable d'aliments, car il fallait parcourir d'autant plus d'espace et dévorer d'autant plus vite qu'on était plus nombreux. C'est ainsi, sans doute, que le poids et le volume d'une nourriture rapidement ingérée forcèrent les membranes du cul-de-sac gauche de l'estomac à se dilater et à se transformer peu à peu en un vaste magasin de réserve (rumen), tandis que le cordia et le cul-de-sac droit se disposaient de façon à permettre, le moment de la sécurité et du repos venu, la regurgitation et une nouvelle mastication des aliments emmagasinés. »

Nous ne savons si beaucoup de lecteurs se laisseront convaincre par une pareille série d'hypothèses.

Quant à nous, il nous semble préférable d'avouer que sur ce point, comme sur beaucoup d'autres, notre ignorance est absolue et que dans l'état actuel de la science toute tentative d'explication est pour le moins prématurée.

A cette théorie transformiste on pourrait d'ailleurs faire de nombreuses et fort sérieuses objections. Nous nous contenterons de reproduire les lignes suivantes empruntées à une lettre adressée à Darwin par J. Bianconi, ancien professeur à l'université de Bologne (1) :

« Quelle transition, ou mieux quel état intermédiaire imaginera-t-on entre le dernier animal non-ruminant et le premier ruminant ? Si la rumination demande plusieurs poches stomacales disposées sur deux rangs, et la non-rumination une seule ou plusieurs placées sur une même ligne, quelle forme donnera-t-on à l'estomac d'un demi-ruminant, d'un animal qui se trouverait au début et à l'aurore de la rumination ?... Chacun voit que ces états intermédiaires, qui donneraient seulement une fraction de fonction, par exemple une moitié, ou un quart de rumination, seraient un non sens dans l'économie de la nature!..... Je remarque en finissant que si l'animal a une

______

(1) Bologne, 1874.

bouche pour broyer ses aliments emmagasinés dans la panse
et le bonnet, il lui faut d'autres bourses pour y mettre ce qu'il
a ruminé, ce qu'il a déjà réduit en pâte et préparé pour la course
tout le long du tube intestinal. Cela est clair, je crois. Mais il
est également clair qu'un mammifère n'arrivera jamais à ac-
quérir par petits degrés l'état ruminant. Il lui faut être d'abord
ruminant en totalité. S'il ne l'est d'abord il ne le deviendra
jamais. »

On ne comprend pas en effet, si la rumination a commencé
alors que l'estomac était uniloculaire, comment cet organe,
sous l'influence seule d'une fonction incomplète, a pu se
transformer de manière à prendre la forme fort complexe qui
est actuellement celle des ruminants et qui permet aux aliments grossiers de pénétrer dans les premières poches et aux
aliments finement broyés, machés une seconde fois, de se
rendre dans les dernières cavités. Ce qui est moins explicable
encore c'est que chaque cavité a, non seulement une forme
distincte, mais encore des éléments anatomiques dont les propriétés sont différentes. On ne voit donc pas ce que devaient
être la structure et les fonctions de l'estomac à la période
intermédiaire ; la fonction supposant un organe approprié, si
la transformation de l'organe était incomplète quelle en était
la fonction ?

Passons à ce qui nous intéresse davantage, à l'étude de la
rumination chez l'homme.

Dans ce cas la rumination prend le nom de merycisme
(μηρυχισμος, rumination) et ceux qui en sont atteints, celui
de mérycoles.

On a ainsi donné un nom différent à des choses qui ne sont
pas identiques. C'est que l'estomac de l'homme étant uniloculaire, le mérycisme ne peut ressembler à la rumination vraie
que par les phénomènes extérieurs ; les phénomènes internes
de la digestion gastrique ne cessent pas d'être différents chez
l'homme mérycole et chez les ruminants.

Inconnu des anciens, le mérycisme a été mentionné pour la première fois par Fabrice d'Aquapendente *(opera omnia anat. et physiol.*, 1723). D'autres faits ont été publiés depuis par Pipelet (1786), par Percy et Laurent *(Dict. des sc. médicales*, 1819), par Delmas *(Ann. de la soc. de méd. pratiq. de Montpellier*, t. IX), par Cambay *(Th. de Paris*, 1830), par Ducasse *(Mém. de l'Acad. des sc. et lettres de Toulouse*, 1834), par Gintrac *(Fragments de méd. pratiq. et d'anat. patholog.* Bordeaux, 1834), par Vincent *(Comptes R. de l'Acad. des sc.*, 1853), par Armaingaud, qui a fait de cette question le sujet de sa thèse inaugurale (Paris 1867), etc.

Nous n'insistons pas sur cet historique que l'on trouvera beaucoup plus étendu et plus complet dans l'article de M. Blanchard (1). Cet article auquel nous avons fait de nombreux emprunts est un excellent résumé de tout ce qui est connu sur ce sujet.

Ainsi que nous l'avons fait remarquer, en lisant le travail de M. Blanchard, nous avons été surpris de voir que l'auteur n'avait pu réunir que 36 cas de rumination chez l'homme et que dans ce nombre restreint l'aliénation n'est point indiquée comme cause. Nous devons ajouter que dans les traités d'aliénation mentale le mérycisme est également passé sous silence.

Ce trouble fonctionnel est cependant des plus fréquents chez les aliénés, chez les idiots surtout ; c'est ce qui ressort avec évidence de l'ensemble des faits que nous allons reproduire.

Afin qu'on puisse saisir au simple coup d'œil quelques-uns des caractères les plus importants, offerts par chacun de nos méricoles, nous avons consigné dans le tableau ci-après leur âge, à l'époque de leur admission, la durée de leur séjour dans l'asile, la forme d'aliénation dont ils sont atteints et leur état général, caractérisé par plus ou moins d'embonpoint.

---

(1) Loco cit.

ASILE DE LOMMELET. — Nombre des malades le 1er janvier 1883 : 571 (imbéciles et idiots, 100 ; autres aliénés, 471).

Nos	NOMS.	Admis en	AGE à l'entrée.	DURÉE du séjour.	AGE actuel.	PROFESSIONS.	MALADIE MENTALE.	PAROLE, intelligence.	ÉTAT GÉNÉRAL.
I	Ga.	1873	5 ans.	10 ans.	15 ans.	Sans profession,	Idiotie.	Surdi-mutité ?	Maigreur.
II	Cl.	1873	9 »	10 »	19 »	Id.	Id.	Parole peu intelligible	Embonpoint.
III	Bl.	1880	16 »	3 »	19 »	Id.	Id.	Id.	Maigreur.
IV	Co.	1879	16 »	4 »	20 »	Id.	Id.	Parole bien articulée.	État satisfaisant.
V	Sa.	1881	21 »	2 »	28 »	Id.	Id.	Ne dit rien.	Id.
VI	So.	1878	14 »	10 »	24 »	Id.	Id.	Id.	Embonpoint.
VII	Lo.	1862	10 »	21 »	31 »	Id.	Id.	Id.	Maigreur.
VIII	Ri.	1872	27 »	11 »	38 »	Manœuvre.	Id.	Parole nette.	État satisfaisant.
IX	Bo.	1864	19 »	39 »	58 »	Sans profession.	Id.	Ne dit rien.	Id.
X	Pr.	1879	55 »	4 »	59 »	Mendiant.	Id.	Parole assez nette.	Maigreur.
XI	Mi.	1877	57 »	6 »	63 »	Id.	Id.	Parole défectueuse.	Id.
XII	Qu.	1865	35 »	18 »	53 »	Prote d'imprimerie	Loquacité, incohérence absolue.	Très intelligent.	Embonpoint.
XIII	De B.	1846	27 »	37 »	64 »	Rentier.	Manie chronique, incohérence.	Id.	État satisfaisant.
XIV	Ca.	1880	69 »	3 »	72 »	Prêtre (aumônier)	Lypémanie, idées fixes	Id.	Maigreur.

Ainsi au 1ᵉʳ janvier 1883, le nombre total des aliénés de l'asile de Lommelet s'élevait à 571 et celui des mérycoles à 14.

Si en comparant ces deux nombres, nous trouvons que la proportion des mérycoles par rapport à la population totale de l'asile est de :

$$14/571 = 2{,}45\ \%, \text{ soit environ } 1/40.$$

Comme nos 14 mérycoles se composent de 11 malades atteints d'idiotie et de trois autres atteints d'une autre forme d'aliénation et que les 571 aliénés se subdivisent en 100 idiots ou imbéciles et 471 malades atteints d'une forme d'aliénation autre que l'idiotie, il s'ensuit que en comparant respectivement chacune de ces catégories de malades on obtient :

Proportion des idiots mérycoles par rapport au nombre total des idiots :

$$11/100 = 11\ \%, \text{ soit environ } 1/9.$$

Proportion des mérycoles non idiots, par rapport au nombre total des malades non idiots :

$$3/471 = 0{,}64\ \%, \text{ soit environ } 1/150.$$

Il ressort des chiffres qui précèdent que le nombre des mérycoles, chez les aliénés, est en somme considérable et que le mérycisme est par conséquent loin d'être chose rare. Il en ressort surtout que le nombre des ruminants est principalement énorme, si on ne considère que les idiots, puisque nous trouvons un ruminant sur neuf idiots.

En examinant de près ces deux sortes de malades, les mérycoles idiots et ceux qui ont une autre forme de vésanie on peut faire quelques remarques intéressantes.

Ainsi ceux de la première catégorie ne sont pas de simples imbéciles, mais bien pour la plupart des idiots du degré le plus prononcé. Tous sont dénués d'intelligence au point d'être incapables même d'un travail manuel ; ils n'ont aucuns sentiments affectifs, point d'idées morales. Tous sont dans l'impossibilité de satisfaire aux premières nécessités de la vie et sont placés parmi les gâteux.

La parole étant en général en rapport avec le degré de l'intelligence, nous avons dans notre tableau donné l'indication de cette faculté et nous y voyons que la plupart ne disent rien ou ne prononcent que quelques mots, le plus souvent peu intelligibles.

Il semble d'après ces faits que la rumination doive être considérée comme un signe de dégradation physique et morale très avancée, puisque l'idiotie est par elle-même le plus souvent un indice de dégénérescence.

Quant aux mérycoles, par un singulier contraste, non seulement ils ne sont ni imbéciles, ni idiots, mais ils semblent avoir été doués, avant d'être atteints de folie, d'une intelligence, sinon remarquable, au moins assez brillante pour dépasser la moyenne ordinaire.

Ainsi Qu. (Nº XII) était prote, ses aptitudes étaient par suite supérieures à celles des autres ouvriers.

De Be. (Nº XIII) a vécu dans le grand monde et paraît avoir reçu une belle éducation. Il se rappelle encore et cite volontiers des tirades de vers de Virgile et d'Homère.

Ca. (Nº XIV) ancien aumônier, témoigne par ses conversations, en dehors de ce qui touche à son délire, que son intelligence était distinguée et son savoir étendu.

Ces trois mérycoles n'étaient pas dénués d'intelligence, mais à d'autres points de vue il existe quelques signes fâcheux qui méritent de fixer l'attention. Ainsi Qu. et Be. ont chacun un frère dans l'asile et ces deux malades sont atteints depuis plusieurs années, d'une forme d'aliénation qui ne laisse plus d'espoir.

Si Ca. n'a pas d'aliéné dans sa famille, ce que nous n'avons pu savoir, comme les deux autres il est un aliéné incurable. Qu. et de Be. sont dans l'asile depuis 18 et 37 ans, Ca. n'y est que depuis 2 ans, mais la forme de son délire porte à croire qu'il ne guérira jamais.

Il résulte de ces faits que le pronostic de l'aliénation acquiert de la gravité dès que l'on constate l'existence du mérycisme.

Les phénomènes de la rumination sont des plus manifestes, bien qu'ils soient assez variables ; aussi le mérycisme ne saurait être méconnu quand on le recherche avec attention. Cependant il peut exister et passer inaperçu de ceux qui en sont atteints. M. Blanchard, pendant de longues années, crut que son indisposition ne présentait rien d'anormal.

Le plus souvent la rumination commence immédiatement après le repas et dure 1/2 heure, 2 heures, 3 heures et même davantage, suivant les cas. Cette durée n'est pas constante chez le même malade, elle varie surtout avec les sujets.

Le mérycisme peut même disparaître pendant un temps assez long, soit spontanément, soit pendant ou à la suite d'une maladie, C'est ce que nous avons observé plusieurs fois. Ainsi Ca. (Nᵒ IX), ayant eu une indisposition, cessa de ruminer pendant son séjour à l'infirmerie et même pendant quelques semaines après l'avoir quittée. Pr. (Nᵒ X) plus légèrement indisposé, cessa de ruminer pendant cette courte indisposition seulement.

Ces intermittences plus ou moins longues peuvent induire en erreur, en faisant croire que le mérycisme n'existe pas.

Les aliments reviennent après chaque repas à des intervalles irréguliers, en général il existe des séries de réjections séparées par un temps de repos dont la durée varie.

La quantité d'aliments qui est ramenée dans la bouche est en général assez forte ; alors la bouche se remplit et les joues s'arrondissent. Mais parfois la quantité est minime ou même nulle. Dans ces cas si on ne vérifie le fait en examinant la bouche ou en faisant cracher, on peut douter du retour réel des aliments. Les malades par habitude continuent à faire des mouvements de mastication bien qu'ils n'aient rien dans la bouche. Ceci est habituel à quelques uns.

Ainsi quand on examine la bouche de Sa. (Nᵒ V) on y trouve à peine quelques parcelles alimentaires et cependant les mouvements de mastication et de déglutition chez lui sont très prononcés. Une erreur de diagnostic est alors facile entre un vrai et un faux mérycisme.

Il semble dans quelques cas que les aliments remontent jusqu'au pharynx et redescendent dans l'estomac sans avoir pénétré dans la cavité buccale.

La plupart des merycoles affirment que les substances qui leur reviennent à la bouche n'ont aucun goût désagréable, et même qu'elles leur procurent parfois un grand plaisir. Aussi M. Blanchard, il l'avoue, mange de préférence certains mets, uniquement dans l'attente de l'agréable sensation qu'ils lui procureront lors de la rumination. Cependant si les aliments séjournent dans l'estomac depuis trois ou quatre heures, il est assez fréquent de leur trouver un goût qui déplaît, amer ou acide, suivant les cas.

C'est ce que confirme notre N° XIV ; pour lui les aliments qui ont séjourné dans l'estomac ne sont désagréables que si les digestions sont lentes et pénibles.

On a remarqué que quelques aliments reviennent de préférence ; ce sont les substances indigestes, les graisses, le porc, le poisson, etc.

Nous n'avons observé rien de semblable chez nos malades, la rumination se fait habituellement après chaque repas, quelle que soit la nature des aliments ingérés ; mais chez quelques uns d'entre eux, surtout chez Co. (VII), Bo. (IX), on peut constater un phénomène qui ne manque pas d'attirer l'attention. Quand les aliments sont ramenés dans la bouche, avant de les avaler de nouveau, ils ont soin de séparer les particules alimentaires qui leur déplaisent et de les rejeter au loin. Aussi quand on passe près d'eux, peu après le repas, on trouve tout autour du lieu qu'ils occupent, lancés à terre, à une certaine distance, des débris de légumes, de choux, de cosses, etc., pris peu de temps auparavant.

Le mécanisme de la rumination est trop compliqué pour qu'il puisse être étudié chez l'homme. Des expériences faites sur les animaux ont seules pu donner la solution du problème.

Cependant les renseignements fournis par les auteurs qui, atteints de mérycisme, ont décrit les phénomènes observés sur eux-mêmes, sont intéressants et méritent d'être signalés.

D'après Cambay, qui a publié sa propre observation, quand le mérycisme va commencer, on éprouve un sentiment de plénitude, une sensation de gêne, comme une sorte de contraction de l'estomac qui semble réagir sur les aliments qui l'ont distendu ; puis une légère assistance de la part du diaphragme et des muscles abdominaux, à l'aide de laquelle une petite quantité d'aliments est refoulée vers le cardia : celui-ci cède et lui donne issue par l'œsophage, dont les contractions l'amènent au pharynx, qui le porte dans la cavité buccale.

Les aliments restent quelque temps dans le pharynx et le mérycole peut les avaler, avant qu'ils soient parvenus dans la cavité buccale, si, averti par une gorgée précédente, il craint de communiquer à la bouche une sensation d'amertume quelquefois fort désagréable.

Lorsque la première gorgée d'aliments a été réintroduite dans l'estomac « celles qui lui succèdent arrivent sans efforts appréciables, par une contraction très légère de l'estomac et sans la participation du diaphragme ou des muscles abdominaux, ce qu'il est facile de voir lorsque, étant devant une glace, on découvre l'abdomen et une partie de la poitrine. » (Cambay).

« Le mérycisme, dit Cambay, est sous la dépendance de ma volonté, en ce que je puis à mon gré le produire ou l'empêcher d'avoir lieu ; le plus souvent il s'exécute sans ma participation c'est-à-dire sans que j'y fasse attention, l'effort par lequel il commence étant si faible d'ordinaire qu'il ne réveille pas mon attention. »

La volonté a moins d'action chez M. Blanchard, « s'il m'est facile dans certains cas, dit-il, de ruminer à volonté, il est des circonstances où cela m'est absolument impossible, alors même que je contracte violemment mes muscles abdominaux. C'est surtout immédiatement après ma régurgitation non voulue que je puis provoquer une réjection volontaire ; le plus souvent cela ne m'est déjà plus possible quelques secondes plus tard. »

Parmi nos malades un seul (Nº XIV) a pu nous fournir quelques renseignements sur quelques-unes des sensations qu'il éprouve. Il nous a appris que la rumination se fait chez lui spontanément dans le plus grand nombre des cas, mais que parfois la volonté intervient. Il est surtout obligé de faire des efforts énergiques, de se courber en avant de manière à comprimer l'estomac, quand cet organe est rempli de gaz ; l'expulsion de ce fluide est très pénible alors que celle des aliments se fait sans peine.

Les autres malades étant incapables de faire connaître ce qu'ils éprouvent, il a fallu nous contenter de voir quels sont les mouvements qui se manifestent à l'extérieur. Si on les découvre et si on observe ce qui se passe, on remarque que sous ce rapport il existe des différences notables.

Chez les uns les mouvements observés sont très légers, presque insensibles ; la rumination s'opère très rapidement et très aisément, sans le moindre effort.

Chez les autres, au contraire, on observe des mouvements très accentués, soit du côté du cou, soit du côté de l'épigastre et de la partie inférieure du thorax. Mais il serait impossible de faire l'analyse de chacun de ces mouvements.

Ce qu'on peut admettre. c'est qu'ils semblent être en rapport avec ce qui se passe chez les animaux. Chez eux, en effet, à l'aide d'expériences bien conduites, on a pu arriver à saisir le mécanisme de la réjection.

Flourens un des premiers s'est efforcé de donner aux théories anciennes une base positive ; mais ses expériences étant imparfaites, ses conclusions ont été reconnues erronées. Après lui, Colin fait de nouvelles expériences et formule une théorie plus conforme à la réalité ; mais c'est à Chauveau que revient l'honneur d'avoir fait connaître la véritable cause de la réjection. Il a indiqué d'intuition comment les choses se passent et son hypothèse a été confirmée par les recherches expérimentales de Toussaint.

Pour Chauveau, au moment de la réjection, la glotte se ferme, puis survient une contraction très énergique et très brusque du diaphragme ayant pour résultat une raréfaction considérable de l'air dans la cavité thoracique. Cette diminution de pression se manifeste au dehors par un appel énergique du sang des jugulaires ; elle doit avoir la même action sur les matières de la panse voisines de l'œsophage, car ces matières, en vertu de leur état presque liquide, se trouvent par rapport à la position, dans les mêmes conditions que le sang des jugulaires ; elles se précipitent donc dans l'orifice béant de l'œsophage et, tout aussitôt, une contraction du pilier droit du diaphragme, en séparant les matières engagées, provoque une contraction antipéristaltique de l'œsophage qui les amène à la bouche (Blanchard).

Ce mécanisme paraît se vérifier sur plusieurs de nos malades. Chez Co. (n° VII), au moment où les aliments vont être ramenés dans la bouche, les creux sus-claviculaires se dépriment profondément et la dépression, qui est d'autant plus nette que le sujet est très maigre, paraît bien être en rapport avec le vide qui s'opère dans la poitrine.

Chez Ga. (n° 1), la réjection s'accompagne de mouvements énergiques et étendus qui se manifestent spécialement à la partie inférieure de la poitrine et à l'épigastre. Cette région se déprime profondément, de là une dépression permanente qui existe au niveau de l'appendice xyphoïde et s'étend transversalement de chaque côté, dans la région sous-mammaire, au-dessus du rebord saillant des fausses côtes. Par suite de cette énorme dépression sternale et sous mammaire, la poitrine est aplatie et même concave en avant. Cette déformation qui s'observe chez quelques autres malades (n⁰ˢ IV et XIV), semble bien être la conséquence du vide intra-thoracique qui s'opère lors de la réjection.

Chez ces malades et chez plusieurs autres, les mouvements

du larynx sont très étendus ; il s'élève et s'abaisse à plusieurs reprises, au moment de la réjection, sans qu'on puisse saisir de rapports avec la déglutition ou avec la réjection des aliments. Mêmes difficultés pour se rendre compte des mouvements très nets que l'on observe parfois à l'épigastre.

Les causes du méricysme sont mal connues. On peut citer cependant comme cause prédisposante, l'hérédité. Dans certains cas, l'affection a été transmise du père aux enfants. On ne parle pas de transmission venant de la mère, parce que le mérycisme s'observe rarement chez la femme. Sur les 36 cas connus, deux fois seulement il s'agit du sexe féminin.

Quant à l'âge, il n'y a rien de fixe. Il peut apparaître dès la première enfance, comme il peut se développer à toute autre époque de la vie. C'est ainsi que dans les cas cités, on a noté son apparition à 6 ans, 9 ans, 15 ans, 16 ans, 30 ans, 32 et 38 ans.

Sous ce rapport, le seul renseignement que nous ayons pu obtenir concerne le nᵒ XIV. Il est seul en état de nous renseigner et il nous a appris que son affection date de l'enfance, sans pouvoir dire au juste à quel âge précis. Il est probable qu'il en est ainsi de la plupart de nos autres malades. Plusieurs sont entrés jeunes dans l'asile et déjà sans doute ils étaient atteints de cette infirmité.

Le fait suivant peut jeter un certain jour sur la manière dont le mal débute quand il date de l'enfance :

Nous connaissons un petit enfant qui a dépassé l'âge de trois ans et qui rumine depuis plusieurs mois. Après les repas, la nourriture lui revient à la bouche ; parfois il la rejette au dehors, mais le plus souvent il la mastique à nouveau, puis il l'avale. On a remarqué que les digestions se font difficilement et que les aliments rendus ont une odeur aigrelette. Si cet état persiste, la rumination sera évidemment la conséquence des troubles de la digestion.

Chez l'enfant, les troubles digestifs peuvent donc devenir

cause de merycisme, quand les aliments revenant dans la bouche par regurgitation, y sont soumis à une nouvelle mastication, puis avalés de nouveau et que l'enfant agissant sans conscience s'habitue à un trouble fonctionnel qui devient permanent.

Quoi qu'il en soit de cette manière de voir, le plus souvent la cause déterminante du merycisme est inappréciable et passe inaperçue. Dans un petit nombre de cas seulement on a signalé des circonstances qui ont paru lui donner naissance et ces circonstances sont fort diverses.

Une fois il est né au début d'un voyage en mer et a persisté après le débarquement (obs. de Vincent); on l'a vu d'autres fois apparaître soit après une indigestion (Percy et Laurent), soit après une chute sur l'estomac (Boucher), soit à la suite d'une variole (Tarbès).

Chez M. Brown-Sequard qui a été atteint de cette indisposition, le mérycisme s'établit à la suite d'expériences faites sur lui-même pour étudier la durée de la digestion. Il avalait une éponge au centre de laquelle se trouvait l'aliment et qu'il maintenait au dehors avec une ficelle. L'expérience réussit pendant quelque temps, mais bientôt l'estomac se révolta et rejeta l'éponge. Brown-Sequard après avoir lutté en vain, dut cesser ses expériences ; mais les régurgitations persistèrent et constituèrent pendant longtemps une véritable infirmité.

On a remarqué que le merycisme existe surtout chez les gros mangeurs et chez ceux qui prennent leur nourriture avec avidité. On suppose que ceux qui mangent beaucoup, avalent gloutonnement, sans se donner la peine de mastiquer et que cette gloutonnerie est la principale cause du mérycisme.

Nous sommes assez porté à admettre cette cause en voyant que plusieurs de ces malades prennent leurs repas beaucoup plus rapidement que les autres, mais comme tous mâchent plus ou moins leurs aliments, nous croyons que le défaut de mastication n'est pas la seule cause du mérycisme et qu'on ne saurait admettre une analogie même éloignée entre le mérycole et les animaux ruminants qui avalent leur nourriture sans la mâcher.

Le fait suivant prouve ce que nous avançons. Un de nos malades avale sans mâcher tout ce qu'on lui donne et cependant il ne rumine jamais ; la digestion se fait régulièrement et la santé n'en souffre nullement.

B. est âgé de 22 ans, on n'a pas de renseignements sur son passé. Le certificat médical porte qu'il est atteint d'idiotie compliquée de lypémanie. Il est habituellement silencieux et calme, mais très apathique ; il lui répugne de se mouvoir et tous ses mouvements se font avec lenteur. Il suit des yeux ce qui se passe autour de lui sans rien dire ; c'est à peine s'il lui arrive parfois de prononcer son nom à voix basse, quand on l'interpelle vivement. Il comprend quelques-unes des questions qu'on lui adresse, ce qu'il indique par ses gestes et sa conduite, mais ses réponses sont insuffisantes à faire connaître son état intellectuel. Il est gâteux et on est obligé de lui donner à manger.

Il avale sans les mâcher tous les aliments qu'on lui met dans la bouche ; si on y introduit un morceau de pain sec volumineux, il prend soin seulement de le laisser un instant dans la cavité buccale, pour qu'il s'imprègne de salive, avant de le déglutir. Ainsi il ouvre la bouche pour recevoir l'aliment et il la ferme quand il l'a reçu, sans faire aucun autre mouvement.

Malgré cette absence de mastication il n'existe aucun trouble des fonctions digestives et jamais la moindre régurgitation.

Cambay et Armaingaud, et après eux M. Blanchard, considèrent le mérycisme non comme un phénomène morbide, mais comme un simple trouble fonctionnel n'ayant aucunes conséquences fâcheuses. Les digestions se font en effet régulièrement et la nutrition n'est point altérée. Chez M. Brown-Sequard, les symptômes ont offert quelque gravité, mais il s'agissait dans ce cas de troubles dyspeptiques avec régurgitation et non d'un véritable mérycisme.

Notre opinion est conforme à celle de ces auteurs. Il résulte de nos observations, comme on peut le voir dans notre tableau, que si plusieurs des malades sont maigres, les autres, en aussi grand nombre, sont dans un état de santé plus satisfaisant, et plusieurs même sont doués d'un certain embonpoint. Ils présentent en somme le même aspect que l'ensemble des autres malades.

L'âge de quelques uns d'entre eux et la durée de leur séjour dans l'asile prouvent bien d'autre part que le mérycisme n'a pas d'influence fâcheuse sur la santé.

Le N° XIV en particulier qui est âgé de 72 ans et chez lequel le mérycisme date de la première enfance, est une preuve palpable que le mérycisme seul est incapable d'abréger la durée de l'existence.

Le N° XIII, qui est dans l'asile depuis 33 ans et qui probablement était déjà atteint de mérycisme au moment de son admission, a 64 ans et sa santé est excellente, malgré un certain degré de maigreur.

Il ne s'agit donc pas d'une maladie puisque la santé reste sensiblement intacte, mais d'un trouble fonctionnel que l'on peut classer dans la série des affections nerveuses. A l'appui de cette opinion on pourrait encore invoquer l'absence de lésions malgré la durée indéfinie du mérycisme, l'origine parfois héréditaire de l'affection et probablement dans bien des cas des antécédents névropathiques.

En présence non d'une maladie, mais d'un simple trouble fonctionnel qui ne présente aucune gravité, on comprend que nous n'ayons institué aucun traitement. Le traitement d'ailleurs a été bien rarement efficace. On ne cite qu'un seul cas de guérison, celui de Gintrac, à la suite de l'emploi du sulfate de quinine.

Nous croyons cependant qu'il y aurait lieu d'intervenir s'il s'agissait d'un mérycisme au début et occasionné par une affection de l'estomac. Aussi chez le petit enfant dont il a été question, nous avons prescrit des médicaments dans le but

d'amender les troubles de la digestion et nous espérons que,
l'habitude de ruminer n'étant pas encore invétérée, si on rend
les digestions faciles, normales, le mérycisme disparaîtra sans
peine.

Lille Imp. L. Danel.

UN CAS

DE

CRÉTINISME SPORADIQUE

COMPLIQUÉ DE NANISME ET D'ABSENCE DU CORPS THYROÏDE,

Par le Dr J.-B. BOUCHAUD.

Le crétinisme, qui est moins une maladie qu'une dégénérescence de l'espèce humaine, et dont il est difficile de donner une définition simple, tant sont nombreux et variés les symptômes qu'il présente, se reconnaît aisément quand, avec une conformation spéciale du corps et un engourdissement des facultés intellectuelles, morales et affectives, il se montre à l'état endémique.

Ce dernier caractère est essentiel, et cependant on le rencontre parfois, quoique très exceptionnellement, à l'état isolé, dans les lieux où les causes particulières qui lui donnent naissance semblent faire défaut. Le fait suivant, concernant un sujet qui est né et a vécu dans une ville où cette affection est inconnue, est une de ces curieuses exceptions.

Ajoutons, ce qui n'est pas moins intéressant, que la taille de notre malade était de beaucoup inférieure à celle que l'on observe chez les crétins, laquelle est pourtant d'ordinaire peu élevée et ne dépasse guère un mètre. Nous devons aussi faire remarquer, ce qui paraîtra encore plus étrange, que nous n'avons trouvé à l'autopsie aucune trace de corps thyroïde.

W...... François, âgé de 16 ans et demi, est admis dans l'asile de Lommelet le 22 avril 1882. Son dossier ne contenant d'autres renseignements que ceux qui concernent son état actuel, M. Lalo, étudiant en médecine, qui a bien voulu se charger de prendre des informations sur les lieux , est parvenu à nous fournir les documents suivants.

Né à Béthune, W...... a vécu dans une maison qui est établie dans de bonnes conditions hygiéniques ; elle est aérée et propre; il n'y a pas de marais dans les environs.

Dans la ville et dans le pays voisin, on ne rencontre pas de crétins ; le goître y est rare et la population est saine.

Le père, âgé actuellement de 45 ans, paraît très intelligent ; il est d'une constitution robuste et sa taille est de 1 m. 70.

La mère est morte à l'âge de 40 ans, 18 mois après être accouchée de son dernier enfant, à la suite d'une maladie dont il n'est pas possible de savoir le nom

Il y a eu cinq enfants : quatre filles et un garçon. Ils sont tous vivants. Tous sont forts et bien constitués , sauf la fille cadette âgée de 15 ans qui est un peu délicate. La fille aînée, âgée de 22 ans, qui a été nourrice, à Paris, est sur le point d'accoucher de son deuxième enfant et se propose encore de redevenir nourrice. Le troisième enfant est un garçon âgé de 13 ans et les deux autres sont des filles âgées de 8 et 5 ans.

Rien à noter du côté des autres parents ; les ascendants du côté du père et de la mère sont morts à un âge avancé.

W......, né à terme, est venu au monde bien développé ; il aurait pesé, s'il faut en croire le père, 12 livres à sa naissance ; ce qui est assurément une exagération, mais donne une idée de la force du sujet.

La croissance fut normale jusqu'à l'âge de sept mois ; à cette époque l'enfant aurait eu la coqueluche et la rougeole, et à partir de ce moment il aurait cessé de grandir d'une manière sensible. L'intelligence a subit le même arrêt de développement que le corps.

Etat actuel. — W..... ressemble beaucoup à un petit enfant ; il en a le caractère et la taille ; on lui donnerait deux à trois ans, si sa face n'offrait un air vieillot, bien différent de celui de cet âge, et si la grosseur des diverses parties du corps, de la tête, du tronc, des membres n'était démesurément exagérée.

La tête en effet est volumineuse, le col est court, le tronc est trapu et les membres sont fort gros.

Le crâne n'est pas sensiblement déformé ; il est symétrique et un peu aplati de haut en bas. La fontanelle antérieure persiste ; on sent un espace membraneux à travers lequel on pourrait faire passer le bout du doigt. La chevelure est blonde, peu abondante.

La face est large, le front peu élevé, le nez, déprimé à son origine, est très large à sa base. Les lèvres sont très épaisses et l'ouverture buccale, ordinairement béante, donne issue à la langue, qui est très volumineuse et semble ne pouvoir se loger que difficilement dans la bouche, aussi est-elle habituellement en partie hors de cette cavité. Les dents sont petites, mal conformées ; il en manque plusieurs et la plupart de celles qui existent sont cariées. Le ventre est saillant, arrondi, volumineux.

Pas de poils au pubis. La verge est celle d'un enfant. Les testicules ont la grosseur d'une petite noisette.

La peau est pâle, lisse et peu tendue ; elle est mobile sur les tissus sous-jacents qui sont mous et flasques. On sent qu'il existe une épaisse couche de graisse sur toute la surface du corps. Les mains et les pieds sont potelés comme ceux d'un enfant ; la peau y est même tendue et d'une teinte foncée, légèrement rougeâtre, on dirait de l'œdème des nouveau-nés.

La muqueuse des lèvres et les conjonctives sont également pâles ; les paupières supérieures sont légèrement gonflées.

L'intelligence a subi un arrêt complet de développement, c'est celle d'un enfant qui commence à parler, avec moins de vivacité et plus de lenteur dans ses manifestations.

Aussi les traits du visage sont-ils peu mobiles et presque sans expression. Parfois cependant l'enfant sourit ; il devient même gai dans certaines circonstances ; ainsi quand on lui met un chat entre les mains, il le caresse et prend une figure riante et pousse quelques cris de joie.

Il est toujours calme et habituellement silencieux ; il fait à peine entendre par moment un bruit inarticulé, une espèce de gémissement (*heen...*), rarement il profère quelques mots faciles à prononcer, tels que *cat* (chat), faim, etc.

Il prête une faible attention à ce qui se passe autour de lui et ne comprend que quelques expressions très simples, comme celle de donner la main, quand on la lui demande, et autres semblables.

Ses désirs sont très bornés et peu nombreux. Il indique avec le doigt ce qu'il veut obtenir, s'il éprouve par exemple le besoin de monter sur sa chaise, ou en descendre.

Il est dénué de sentiments affectueux ; il ne s'attache à personne et ne paraît pas reconnaître ceux qui lui donnent des soins.

La sensibilité physique est également fort obtuse ; il se montre très peu impressionnable quand on irrite la peau. — Les sens sont intacts ; il voit et il entend, l'odorat et le goût paraissent cependant peu développés.

Il est faible et surtout très apathique ; aussi reste-t-il la plus grande partie du temps assis et immobile. Il peut à peine marcher seul, on est obligé de lui donner la main et encore n'est-il capable de faire que quelques pas. Outre qu'ils sont peu énergiques, tous ses mouvements se font remarquer par leur peu d'activité.

L'appétit est médiocre, il mange peu et très lentement ; l'embonpoint est cependant relativement considérable.

Incapable d'avertir quand il a un besoin à satisfaire, il est naturellement gâteux ; c'est à peine s'il mange seul les aliments qu'on lui sert.

Les battements du pouls sont extrêmement petits et faibles, on les sent difficilement au poignet. Ceux du cœur sont également très faibles, mais réguliers. Quant aux bruits cardiaques, ils sont nets, mais profonds, sourds. La respiration et la température axillaire sont sensiblement normales.

Voici les chiffres obtenus : P. = 80 ; R. = 18 ; T. ax. = 36°9.

Le poids du corps et les dimensions de quelques-uns des organes les plus importants se résument ainsi :

Poids du corps		17 kilog.
Taille, 80 cent. du sommet de la tête aux épaules..		14 cent.
des épaules au périnée		40
du périnée aux talons		36
Contour du thorax		61
— de l'abdomen		65
Crâne. Circonférence horizontale		52
— Diamètre antéro-postérieur		18
— Du menton à l'occiput		22
— Diamètre bi-pariétal		14
— — bi-temporal		10
— De la racine du nez au menton		11
— Longueur du nez		3
— Largeur id. (narines)		3

Longueur du bras .... 35 cent.
    —   de l'humérus........................... 12
    —   du radius....................... 12
    —   de la paume de la main.................. 5
    —   du médius 6
Circonférence du poignet 14
Largeur de la main 6
Circonférence de la cuisse à son origine 32
    —   du mollet 22
Longueur du pied................................. 12
Circonférence du pied à sa racine................... 17

Jusqu'au 7 *mars* 1883, la santé de W. se maintient dans un état très satisfaisant. On s'aperçoit alors que la peau des organes génitaux et celle qui recouvre la face interne des cuisses, dans une grande étendue, est d'un rouge vif ; le prépuce surtout est fort épaissi, allongé, rouge et douloureux.

Cet érythème paraissant dû au contact des urines, dont l'émission est inconsciente, nous prescrivons pour éviter ce contact de laisser l'enfant au lit et de lui tenir les jambes écartées.

10 *mars*. — L'intensité de la rougeur a diminué rapidement, mais l'enfant est triste, abattu, et n'a plus d'appétit. — On le fait passer à l'infirmerie.

14 *mars*. — W.... est toujours calme, mais abattu, et ne prend presque aucun aliment. On ne constate cependant aucun phénomène grave ; pas de fièvre, pas de toux, pas de gêne de la respiration, etc.

Dès son entrée à l'infirmerie on a remarqué que sa peau était froide, mais on a négligé d'examiner l'état de la température centrale ; hier seulement elle a été prise et on a trouvé :

1 h. de l'après-midi, T. ax. $= 32^{o},4$.

La température atmosphérique est assez froide. Cette nuit le thermomètre est descendu vers 4 ou 5° au-dessus de 0°, mais dans les salles de l'infirmerie, la température est toujours assez élevée et ne paraît pas descendre au-dessous de + 15°.

Ce matin la peau est encore froide et le thermomètre placé sous l'aisselle nous donne :

A 8 h. m. — T $= 33^{o}$; P $= 64$.
A 1 h. s. — T $= 33^{o}$.

L'inappétence persiste. W.... ne prend aucun aliment solide ; il accepte simplement un peu de lait.

Il est affaissé, reste couché sur le côté droit ou à demi assis dans son lit.

Il ne tousse pas , la respiration est un peu gênée. A l'auscultation, affaiblissement du murmure vésiculaire en arrière et en bas, pas de râles ; bruits du cœur sourds, profonds, difficilement perçus.

Pouls presque insensible.

15 *mars*. — L'érythème a à peu près entièrement disparu, mais l'abattement est considérable.

T. ax., le matin à 8 h. = 34°.
    —   le soir à 6 1/2 h. = 34°,1.

Respiration lente et inégale.

16 *mars*. — Même état.

Le matin à 8 h. — T. ax. = 34°,6.

Le soir à 7 h. —   —   = 34°,1.

Mort dans la nuit vers 5 heures du matin

AUTOPSIE. — Nous procédons à l'examen cadavérique avec le concours de deux de nos collègues. Des incisions faites à la peau mettent à découvert une épaisse couche de tissu cellulo-graisseux. Nulle part on ne trouve d'infiltration œdémateuse , ni aux mains, ni aux pieds, ni à la face.

On enlève la partie antérieure du thorax et une poche globuleuse, d'un volume considérable, apparaît sur la ligne médiane. C'est le péricarde distendu par une grande quantité de liquide. Il présente 11 cent. dans le sens de la hauteur et dans le sens de la largeur. Une ponction faite à l'aide d'un trocart, permet de retirer 450 gr. de sérosité claire, transparente, de couleur légèrement citrine, où le refroidissement ne fait naître aucun nuage, mais qui, sous l'influence de la chaleur et de l'acide nitrique, se coagule en masse.

Le péricarde, incisé et vu par sa face interne, paraît légèrement opaque et un peu grisâtre. Sur la crosse de l'aorte on remarque quelques petits vaisseaux dilatés et gorgés de sang et même de petites ecchymoses.

Le cœur est distendu par une grande quantité de caillots sanguins qui remplissent les cavités droites et gauches. La valvule mitrale est légèrement opaque, grisâtre et un peu épaissie. Les valvules sigmoïdes de l'aorte, leurs bords libres surtout, sont très épaisses, légèrement rosées et demi transparentes, on dirait une infiltration de matière gélatineuse, de gelée de pommes ; mais la consistance est assez ferme, on trouve une certaine résistance quand on les comprime avec les doigts.

A l'intérieur de l'aorte, dans toute son étendue, près du cœur surtout, et dans l'intérieur des carotides, à un degré moindre, on trouve une multitude de petites saillies, du volume d'nn petit grain de mil, d'un gris jaunâtre, non dures comme les dépôts crétacés, mais demi-molles.

Le foie, la rate, les reins, les poumons ne présentent pas de lésions qui méritent d'être notées. Cependant du côté droit, la plèvre est le siège de nombreuses adhérences, déjà anciennes et assez résistantes.

Les testicules sont de la grosseur d'une petite noisette.

La langue est relativement énorme ; de l'extrémité du V lingual à la pointe, elle mesure 7 cent., sa largeur est de 5 cent. et son épaisseur de 2 à 3 cent.

Le larynx et la trachée ayant été enlevés en même temps que les poumons et l'œsophage, après une incision de la peau pratiquée sur la ligne médiane, on recherche le corps thyroïde entre la trachée et les muscles qui ont été assez bien conservés et on n'en trouve aucune trace.

Le grand sympathique de la région thoracique paraît normal ; au cou on ne trouve que deux ganglions ; l'inférieur a une longueur de 1 1/2 centimètre ; le supérieur est beaucoup plus volumineux, il a une longueur de 2 centimètres environ et une largeur de 5 à 6 millimètres.

Les enveloppes du crâne s'enlèvent facilement. La boîte crânienne ayant été sciée, il devient impossible de le décoller de la dure-mère. Celle-ci adhère très fortement aux sutures osseuses et surtout à la fontanelle antérieure qui, n'étant pas ossifiée, est constituée par une membrane fibreuse, forte et étendue.

Le cerveau paraît régulièrement développé et semblable à celui d'un adulte. Les principales circonvolutions sont bien dessinées et volumineuses ; les sillons sont profonds et étroits.

La glande pituitaire et la glande pinéale n'ont rien d'anormal ; les autres parties de l'encéphale ont leur aspect ordinaire.

La dentition est très défectueuse. Nous trouvons :

$$\text{Inc.} \frac{2-2}{2-2} ; \quad \text{Can.} \frac{1-1}{1-1} ; \quad \text{P.-mol.} \frac{1^{re}, 2^e - 2^e}{0-0} ; \quad \text{Mol.} \frac{1^{re} - 1^{re}}{1^{re} - 0}.$$

L'extraction de ces dents nous apprend que ce sont des dents de la seconde dentition ; les premières n'ont qu'une racine conique très longue, les grosses molaires en ont trois très développées.

La couronne est relativement très volumineuse. Les incisives sont arrondies et non aplaties d'avant en arrière. Les petites et les grosses molaires sont plus ou moins cariées ; de quelques-unes il ne reste que la racine.

Les principaux organes ont été pesés et nous ont donné les chiffres suivants :

Poids du corps..........................		17ᵏ 500
Encéphale { Hémisphère droit....... 502ᵍʳ· / — gauche .... 509 / Cervelet mésocéphale... 159 }		1.170
Poumons..............................		425
Cœur		100
Foie		630
Rate		38
Reins		130
Langue		67

On fait macérer le squelette et on trouve, au bout de peu de temps, que tous les os du crâne se sont séparés les uns des autres, ce qui indique que la soudure des articulations était fort incomplète. Les épiphyses des os longs se séparent également de la diaphyse avec une grande facilité.

Il résulte de la description qui vient d'être faite que, ce qui dominait dans l'état de W..., c'est un arrêt de développement physique, intellectuel et moral ; On pourrait donc être tenté de croire que nous avons eu sous les yeux une idiotie simple compliquée de nanisme. C'est en effet l'erreur qui a été commise par plusieurs praticiens distingués.

L'aspect extérieur du sujet prouve cependant qu'il s'agit d'une affection toute différente qui, pour avoir quelques traits de ressemblance avec l'idiotie, en diffère cependant très notablement, nous voulons parler du crétinisme.

Une pareille erreur de diagnostic, ne saurait être rare dans les pays où on ne rencontre jamais de crétins ; elle peut cependant être évitée facilement, il suffit que l'attention soit appelée sur ce point pour qu'il n'y ait pas de méprise possible. C'est ce qui ressort avec évidence du parallèle suivant établi par

M. Lunier entre la crétinisme et l'idiotie. Nous reproduisons ce parallèle malgré son étendue parce qu'il résume on ne peut mieux les caractères différentiels de ces deux affections.

« On ne peut guère, dit-il, confondre un crétin qu'avec un idiot. L'idiot est élancé plutôt que trapu ; ses membres inférieurs sont habituellement grèles, mais longs ; la face n'offre le plus souvent rien de particulier, rien du moins qui soit comparable à la largeur du visage, à la saillie des pommettes, à l'enfoncement de la racine du nez, à l'écartement des yeux, à l'épaisseur de la langue, à la teinte jaune sale de la peau, et enfin aux rides des crétins. Les idiots présentent rarement et surtout au même degré que les crétins, la surdi-mutité, l'engourdissement des sens et de la sensibilité générale, la somnolence, la lourdeur et l'incertitude des mouvements volontaires La lésion des facultés intellectuelles et morales n'est pas non plus de même nature chez les crétins et les idiots : toujours plus profonde, en apparence du moins, chez les premiers, elle présente chez eux un caractère spécial ; c'est plutôt de la torpeur, de l'engourdissement, de la stupeur que l'on retrouve dans toutes les manifestations intellectuelles et instinctives, que l'absence ou l'arrêt de développement de telle ou telle faculté. Les idiots ont presque tous, au moins dans une certaine mesure, le sentiment de la peur ou de la reconnaissance ; ils ont aussi malheureusement beaucoup plus que les crétins des impulsions instinctives, fâcheuses (pyromanie, kleptomanie, instincts homicides) qui rendent souvent leur séquestration nécessaire. La menstruation presque toujours irrégulière chez les crétins, n'offre généralement rien d'anormal chez les idiots. La même différence s'observe, jusqu'à un certain point, dans la dentition, bien que celle des idiots soit le plus souvent aussi plus ou moins retardée.

» L'idiotie diffère du crétinisme sous d'autres rapports encore. La peau des idiots est mince, blanche transparente plutôt que hypertrophiée, jaune et ridée. La voûte palatine est étroite, allongée d'avant en arrière et très fortement arquée transversalement. Celle des crétins au contraire relativement large, est retrécie d'avant en arrière et aplatie. Suivant Baillarger, il n'y aurait dans l'idiotie qu'un arrêt de développe‑ment du cerveau, tandis que dans la crétinisme l'arrêt de développement porterait simultanément sur le cerveau et sur l'ensemble de l'organisme. Nous ajouterons que dans l'idiotie l'arrêt du développement du cerveau, presque toujours congé‑nital, détermine fatalement la forme et les dimensions du crâne, tandis que chez les crétins, il y a tout au plus à la naissance une disposition à contracter la maladie et il est presque toujours possible d'en prévenir le développement. En un mot, dans l'immense majorité des cas on naît idiot et on devient crétin (1). »

Il serait difficile, après cette citation, de ne pas reconnaître que W... était bien réellement atteint de crétinisme.

Le caractère le plus saillant de cette observation, celui qui a pu induire en erreur, c'est qu'on ne trouve pas ici les causes qui donnent lieu d'ordinaire à cette sorte de dégénérescence.

Le crétinisme ne se montre guère en effet en dehors de certaines conditions bien déterminées dont les principales sont les suivantes. En général il se développe dans les pays où l'on rencontre des vallées profondes, entourées de hautes mon‑tagnes, là où le soleil arrive difficilement et où règne une grande humidité ; quand toutes les mauvaises conditions hygiéniques se trouvent réunies : alimentation grossière, malpropreté, habitations malsaines, etc.; et surtout quand l'eau qui sert de boisson provient d'un sol d'une constitution géolo‑gique spéciale, dont la nature n'est pas encore bien connue, mais qui lui communique des propriétés toutes particulières.

Toutes ces causes ont fait défaut, dans les cas qui nous occupe. A Béthune et dans les environs, il n'y a pas de crétins, le sol est plat et rien n'indique que l'eau provenant du sol ait des propriétés nuisibles ; le goître enfin s'y rencontre très rarement.

Il s'agit donc d'un cas de crétinisme véritablement spora‑

---

(1) Lunier, art CRÉTIN, *Dict. de Méd. et Chir. prat.*, t. X.

dique, puisqu'on n'a jamais rencontré de crétins dans le pays. De pareils faits sont excessivement rares. Ferrus cependant en a signalé un cas très intéressant à Charonne, et récemment M. Ball en a présenté un semblable à l'Académie de médecine (1).

On ne trouve même pas, dans le cas actuel, une seule des autres causes auxquelles on attribue d'ordinaire cette dégénérescence qui semble nécessiter une pathogénie spéciale.

Du côté de la famille de W..., pas de maladies héréditaires, pas de signes de dégénérescence ; quant aux soins hygiéniques dont son enfance a été entourée, ils ont été satisfaisants comme le prouve l'état de santé des autres enfants : l'habitation était saine, la nourriture suffisante, etc.

Nous venons de dire que le goître est rare à Béthune. Cette remarque est importante parce que il est reconnu qu'il règne endémiquement dans les mêmes pays que le crétinisme et que fréquemment les goîtreux donnent alors naissance à des crétins. Cette affinité est telle que le goître est ordinairement très développé chez les crétineux et les demi-crétins. On a constaté cependant qu'il manque le plus souvent chez les crétins complets, ce qu'on explique en admettant que le goître apparaît à la puberté, à l'époque où les organes génitaux se développent, et par suite qu'il ne saurait se développer chez les crétins complets, chez lesquels il n'y a pas de puberté.

Cette remarque nous aide à comprendre que nous n'ayons pas trouvé de goître chez W......, mais le corps thyroïde lui-même faisait défaut ; nous n'en avons trouvé du moins aucun vestige, malgré les soins que nous avons mis à le rechercher.

Cette anomalie singulière nous conduit à parler d'une maladie décrite depuis peu par Gull (2) sous le nom d'*état cré-*

---

(1) *L'Encéphale*, 1882, n° 2, et 1883, n° 1.

(2) Sir W. Gull. On a cretinoïd state supervening in adult life in women. (*Trans. of the Clin. Soc. of London*, vol. VII.)

tinoïde, par Ord (1) sous celui de *myxœdeme*, et que Charcot (2) désigne sous le nom de *cachexie pachydermique*.

Cette affection se développe ordinairement chez des adultes et habituellement chez des femmes. On voit apparaître une pâleur anémique, un œdème spécial, dur et résistant, et une altération de la peau ; en même temps les facultés intellectuelles se troublent, elles s'engourdissent surtout, et la sensibilité s'émousse. Le sujet devient ainsi assez semblable à un crétin. L'analogie est particulièrement frappante quand il s'agit d'un enfant.

Ce qui nous intéresse surtout c'est que, dans certains cas, une atrophie du corps thyroïde a été signalée ; l'absence de cet organe que nous avons constatée serait donc un phénomène du même ordre et viendrait augmenter le nombre des caractères qui permettent de rapprocher, comme on a tenté de le faire, le myxœdeme du crétinisme. L'absence du corps thyroïde ne serait que le dernier degré de l'atrophie de l'organe.

La confirmation de cette manière de voir semble résulter de faits très intéressants publiés par MM. Reverdin (de Genève) (3) Chez plusieurs malades, après avoir pratiqué l'extirpation totale de la glande thyroïde, ils ont vu survenir des symptômes très analogues à ceux qui caractérisent le myxœdeme : faiblesse générale, pâleur anémique, diminution de l'énergie physique et morale, bouffissure des traits, gonflement des mains, etc.

Ainsi, en tenant compte de ce que nous avons observé chez notre malade : de l'aspect extérieur, des troubles fonctionnels et de l'absense du corps thyroïde, et considérant les résultats obtenus par l'extirpation de ce dernier organe, nous sommes porté à admettre que le crétinisme et le

---

(1) Ord. On myxœdema. (*Méd. Chir. Transact*, vol. LXI.)

(2) Ballet. Cachexie pachydermique (*Progrès méd.*, 1880).

(3) V. *Semaine méd.*, n° 41, 1883.

myxœdeme, comme Gull l'a avancé, sont unis par les liens les plus intimes.

Aussi nous fondant sur ce qui a été dit de l'état crétinoïde et sur les apparences présentées par W..., nous avions cru pendant la vie qu'il pourrait bien y avoir une légère infiltration d'un liquide séreux ou muqueux dans les tissus sous-cutanés de quelques parties du corps, surtout aux pieds et aux mains dont le gonflement très ferme et la teinte livide présentaient un aspect assez semblable à ce qu'on observe dans l'œdème du nouveau-né. Mais à l'autopsie nous avons constaté qu'il n'en était rien, qu'il n'y avait pas trace de myxœdeme ; nous n'avons trouvé ni sérosité ni substance colloïde, mais simplement une épaisse couche de graisse, comme il s'en trouve chez les très jeunes enfants. Bien qu'il soit vrai de dire que l'état de la peau, qui n'était ni rude, ni sèche, ni épaissie, comme cela se voit souvent dans le myxœdeme, ne nous avait fait admettre qu'avec réserve l'existence de la cachexie pachydermique, il est bon néanmoins de tirer de ce fait cette conséquence que, si l'autopsie vient à faire défaut, on peut aisément, en pareille circonstance, commettre une erreur de diagnostic.

Un récent mémoire de M. Lombard (1) nous semble de nature à jeter une vive lumière sur la pathogénie de l'affection qui nous occupe.

Passant en revue les différentes observations où le corps thyroïde aurait été enlevé en totalité, il a remarqué que cette opération exerce une influence spéciale sur la croissance quand elle est pratiquée dans le jeune âge. Voici les conclusions qui terminent ce travail :

« Laissons les questions théoriques et signalons les conséquences pratiques qui résultent des faits que nous venons de passer en revue et qui peuvent, à bon droit, être considérés comme définitivement acquis à la science.

---

(1) Lombard. Sur les fonctions du corps thyroïde, d'après des documents récents (*Revue méd. de la Suisse romande*, n° 11, 15 nov. 1883).

» Et d'abord, il existe un crétinisme opératoire qui est caractérisé par l'obscurcissement des facultés et par un arrêt de développement à la suite de l'excision totale du corps thyroïde, alors que cette opération a été pratiquée pendant la période de la croissance, c'est-à-dire entre 5 et 20 ans.

» On observe également de la faiblesse musculaire, de la bouffissure, du refroidissement ainsi qu'un certain engourdissement des facultés intellectuelles, quoique à un degré moindre, chez les adultes qui ont subi la thyroïdectomie totale. Il en résulte la conclusion définitive que nous pouvons formuler ainsi :

» L'intégrité des fonctions de la thyroïde est d'une importance majeure pour que le corps et l'intelligence se développent normalement dans la jeunesse et se maintiennent chez les adultes. »

Ainsi, comme il nous a été permis de l'observer chez W..., l'absence du corps thyroïde serait une cause de crétinisme et d'arrêt de développement physique et moral. Pour la même raison, ajouterons-nous, le goître, qui est une altération profonde de l'organe et en modifie ou en annihile les fonctions, occasionnerait le développement du semi-crétinisme.

Bien que les crétins soient habituellement de petite taille, il est rare cependant que celle-ci descende au-dessous de un mètre et nous ne connaissons pas de fait où elle ait été de 80 cent. seulement. Cette taille, qui était celle de notre malade, paraîtra singulièrement faible, si on la compare à celle que l'on aurait dû trouver à cet âge (près de 18 ans). Voici, pour donner une idée de la question, quelques moyennes dues à Quetelet :

Taille à la naissance	0ᵐ· 50ᶜ·
— à 2 ans	0 . 79
— 3 »	0 . 86
— 16 »	1 . 55
— 17 »	1 . 59
— 18 »	1 . 63
— 25 »	1 . 68

La taille de W...... était donc celle d'un enfant de 2 ans et un mois ; elle aurait dû être de 1 m. 61 et n'était que de 0,80 centimètres.

Cette taille de 0,80 cent. n'est pas faible seulement pour un crétin, elle l'est aussi même pour un nain. Parmi les nains connus, et le nombre en est relativement considérable, on n'en cite que très peu qui eussent une taille inférieure à celle de W...... Voici quelques chiffres qui indiquent la hauteur des plus petits nains dont il soit parlé.

Jeffrey Hudson fut présenté à 8 ans dans un pâté par la duchesse de Buckingham à la reine Henriette, femme de Charles 1er d'Angleterre ; à 30 ans, il n'avait que 28 pouces de haut ; mais à cet âge il commença à grandir et finit par atteindre dans sa vieillesse la taille de 3 pieds 9 pouces anglais.

Buffon, auquel on ne saurait refuser créance, parle de nains qui n'avaient que 16, 18, 21 et 24 pouces. Le premier peut être considéré comme le minimum avéré de nanisme (0,43 cent. à 37 ans).

Barwilaski, cité par Diderot, à 22 ans avait 28 pouces (0,75 cent.)

Nicolas Ferry, dit Bébé, nain du roi de Pologne, Stanislas Leczinski, à 15 ans avait 0,78 cent. et à 26 ans 0,92 cent. environ.

Enfin dans ces derniers temps Tom-Pouce et Amiral-Tromp avaient le premier 0,71 cent. et le second 0,73 cent. seulement.

Ainsi il y a lieu d'être surpris que dans une affection où la taille est naturellement peu élevée, on n'ait pas rencontré des cas d'arrêt de développement physique plus prononcé et que les cas de nanisme les plus remarquables aient été observés en dehors du crétinisme dans des circonstances où la cause pathogénique reste inconnue.

Nous dirons quelques mots, en terminant, de l'hydropéricarde qui semble avoir causé la mort et de l'hypothernie qui a été remarquée dans les derniers temps de la vie.

L'épanchement, rencontré dans la péricarde, était constitué par un liquide séro-albumineux, il ne contenait pas trace de fibrine, et il n'y avait aucun dépôt de fausses membranes sur la séreuse. On est donc forcé d'éloigner l'idée d'un état inflammatoire du péricarde et d'admettre une hydropisie ; mais on se trouve alors dans l'embarras pour expliquer l'origine de cette collection séreuse. Comment se rendre compte de l'apparition d'une quantité aussi considérable de liquide limitée à une seule séreuse, alors qu'on ne trouve ni gêne de la circulation, ni altération de reins, ni dyscrasie sanguine ? On ne comprend pas très bien non plus que la mort ait été la conséquence de cet hydropéricarde en l'absence de la gêne circulatoire et des troubles asphyxiques qu'on observe en pareil cas.

Nous avons noté un abaissement considérable de la température centrale, dans les derniers temps de la vie. Un pareil refroidissement ne saurait être attribué à l'hydropéricarde; les fonctions du cœur n'ont pas été troublées à un assez haut degré, l'hypothernie d'ailleurs eût été beaucoup moindre. Il nous semble préférable d'incriminer la faible résistance vitale du sujet et le crétinisme lui-même, où l'on a constaté assez fréquemment une tendance à l'abaissement de température.

Dans le myxœdeme surtout on a signalé le défaut de calorification. Les malades se plaignent en général d'être très sensibles au froid et dans certains cas on a signalé un abaissement notable de la température. Ainsi, dans une observation de Ord (1), il est dit que la température, après avoir oscillé entre 88° et 82° F., tomba à la mort à 77° F.

Cette algidité est. il nous semble une nouvelle preuve qu'un rapprochement doit être fait entre le crétinisme et le myxœdeme.

____

(1) R. S. M., t. XVII, p. 182.

Lille Imp. L. Danel.